PUBLICATIONS DE *L'ÉCHO MÉDICAL*

DE LA NON-TERMINALITÉ

DES ARTÈRES CORTICALES DU CERVEAU

Par M. I. BISCONS

ÉLÈVE DU SERVICE DE SANTÉ MILITAIRE

PROSECTEUR A L'ÉCOLE DE MÉDECINE DE TOULOUSE

TOULOUSE
Aux Bureaux de L'ÉCHO MÉDICAL
rue Saint-Antoine-du-T, 6.

BRUXELLES
A. MANCEAUX
12, rue des Trois-Têtes, 12.

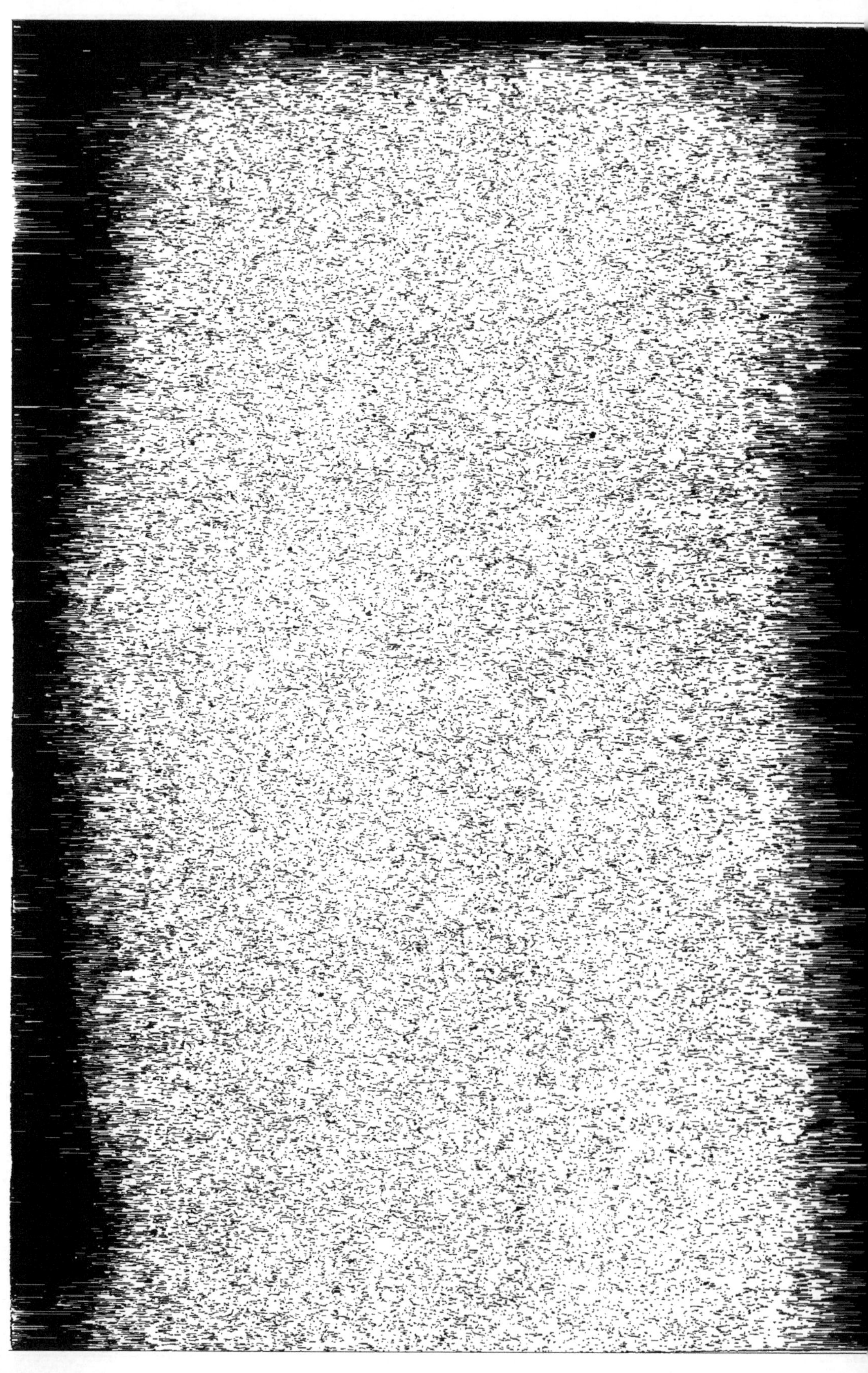

PUBLICATIONS DE *L'ECHO MÉDICAL*

DE LA NON-TERMINALITÉ

DES ARTÈRES CORTICALES DU CERVEAU

Par M. I. BISCONS

ÉLÈVE DU SERVICE DE SANTÉ MILITAIRE

PROSECTEUR A L'ÉCOLE DE MÉDECINE DE TOULOUSE

TOULOUSE

Aux Bureaux de L'ÉCHO MÉDICAL

6, rue Saint-Antoine-du-T, 6.

BRUXELLES

A. MANCEAUX

12, rue des Trois-Têtes, 12.

DE LA NON-TERMINALITÉ

DES ARTÈRES CORTICALES DU CERVEAU

Comme le fait ressortir M. Charcot au début de ses leçons sur les localisations cérébrales, le système vasculaire à sang rouge domine, pour ainsi dire, la situation dans le champ de la pathologie cérébrale ; d'où l'importance qu'a prise, dans ces derniers temps, l'étude de la circulation artérielle de l'encéphale.

Ruysch, Haller, Vicq-d'Azyr, Burdach, Todd et Bowmann, Longet, Henle, avaient étudié la circulation cérébrale, et, en particulier, les artères de la pie-mère, sans y découvrir rien de spécial. Pour eux, comme pour Frey et Cruveilhier, « la pie-mère est une membrane presque entièrement vasculaire ; c'est un réseau serré, formé par les anastomoses entre les ramifications des petites artères et veines de l'encéphale » (1).

Quant à M. Sappey, il est difficile de connaître au juste son opinion ; quand il parle des artères cérébrales, il nous dit qu'elles ne paraissent pas s'anastomoser entre elles, tandis qu'il définit la pie-mère « une membrane constituée par du tissu conjonctif, dans laquelle se répandent une prodigieuse quantité de vaisseaux *anastomosés* » (2).

(1) Cruveilhier, *Traité d'Anatomie*, tome III, p. 356.
(2) Sappey, tome III, p. 32.

Nous devons ajouter que la première de ces assertions n'existe que dans la dernière édition, postérieure aux recherches que nous allons énumérer maintenant.

La majorité des auteurs s'accordaient donc sur ce point d'anatomie, lorsque M. Duret communiqua ses recherches à la Société de Biologie, en décembre 1872, et les développa, quelque temps plus tard, dans un mémoire publié dans les *Archives de Physiologie* (1).

Dans ce travail, qui marque une étape importante dans l'histoire de la circulation cérébrale, il reprend tout d'abord la description des artères de la base, donnant de précieuses indications sur les anomalies du polygone de Willis. Il poursuit les branches qui en partent dans leur distribution, les divisant en centrales, destinées aux noyaux gris, et en corticales, qui assureront la nutrition de la surface des hémisphères.

Le chapitre consacré à ces dernières attire surtout notre attention. M. Duret est amené par ses expériences à penser que ces artères offrent une disposition toute spéciale, en ce sens que leurs branches ne communiquent pas avec leurs voisines, ou du moins, que s'il existe des anastomoses, elles sont si peu développées, que leur rôle physiologique est pour ainsi dire nul.

Après quoi, l'auteur examine si les faits pathologiques coïncident bien avec la disposition qu'il vient de décrire, et trouve qu'en effet l'oblitération d'un tronc artériel ne peut, dans ces conditions, qu'amener le ramollissement de la zone qu'il arrose.

Tel est, en quelques mots, le travail de M. Duret. Comme on le voit, le fait nouveau qu'il énonce est des plus importants. Les artères de la pie-mère ne communiquent entre elles que par quelques rameaux insignifiants, incapables d'assurer une circulation collatérale, d'où une interprétation très simple du ramollissement. Celle-ci devait séduire beaucoup les anatomo-pathologistes et les médecins qui l'acceptèrent avec empressement, se déclarant un peu trop vite satisfaits d'une explication si facile. Mais il n'en fût pas de même des anatomistes.

En même temps que Duret publiait ses premières recherches,

(1) Duret, Archives de Physiologie, 1874.

Heubner, de Leipzig, émettait une opinion sensiblement diffé-
rente, dans une note du *Centralblatt* (1) : il dit expressément que
des « anastomoses très riches, qui rampent dans la profondeur
des circonvolutions, mettent en rapport les diverses circonscriptions vasculaires de l'écorce, de telle sorte que chacune de
celles-ci peut recevoir le sang qui l'alimente de n'importe quel
point de la surface du cerveau. »

Un peu plus tard, en France, Cadiat se range aux idées de Heubner ; lui aussi admet, dans la pie-mère, l'existence d'anastomoses
nombreuses et très volumineuses entre les artères qui sillonnent
cette membrane et cela, ajoute-t-il, surtout chez l'adulte, quoi-
que la même constatation puisse être faite chez l'enfant, bien que
chez ce dernier les anastomoses soient plus étroites (2).

Dans sa thèse présentée à la faculté de Paris, Lucas vient ap-
porter un appui nouveau à cette opinion ; il trouve, dans la pie-
mère, un riche réseau anastomotique, qu'il a pu injecter toujours
avec la plus grande facilité (3).

Enfin, dans son cours d'anatomie, M. le prof. Charpy, se basant
sur les faits qu'il a pu observer pendant sa longue pratique de
laboratoire, émet une opinion analogue.

En face des assertions si nettement contraires d'Heubner, Cadiat, Lucas d'une part, admettant des anastomoses riches et nombreuses, de Duret et des pathologistes Charcot, Grasset, Laveran,
Dieulafoy, d'autre part, niant ces communications ou tout au moins
restreignant tellement leur importance, qu'ils leur refusent tout
rôle fonctionnel, nous avons entrepris, sur les conseils et les indications de notre excellent maître M. Charpy, quelques recherches
ayant pour but de nous fixer sur ce point.

En premier lieu, l'embryologie et la morphologie générale du
cerveau, ne peuvent-elles pas nous donner quelques indications
utiles ?

Conheim, dans son étude sur l'embolie, divise les artères en

<hr>

(1) Voir Hayem, 1873, vol. 1, p. 451.
(2) Cadiat, *Traité d'Anatomie générale,* t. II, p. 8.
(3) Lucas, thèse de Paris, 1879.

deux catégories : les unes qui communiquent facilement entre elles, les autres qui, dans leur trajet depuis leur origine jusqu'aux capillaires, ne fournissent ou ne reçoivent aucun rameau anastomotique ; à ces dernières, il donne le nom d'artères finales ou terminales. Or, M. Duret nous dit que si les artères de l'encéphale ne sont pas absolument des artères terminales, elles se rapprochent considérablement de ce type.

Et d'abord, il existe entre le cerveau et le rein ou la rate qui sont les deux organes types d'une circulation terminale, des différences dans le développement telles, que cette comparaison ne nous paraît pas possible. Ces derniers sont constitués originairement par plusieurs lobes distincts, qui ne se souderont entre eux que plus tard pour former l'organe, tel que nous le connaissons et décrivons chez l'adulte. Cette réunion vient-elle à être incomplète, comme dans le rein, ou à faire entièrement défaut comme dans la rate, nous trouvons un rein à surface mamelonnée, divisé par des sillons qui sont là pour nous indiquer les lignes de démarcation des lobes primitifs, c'est le rein lobulé de l'enfant persistant parfois, ou bien de véritables rates accessoires appendues plus ou moins irrégulièrement à l'épiploon gastro-splénique.

Que chacun de ces lobes ou mieux de ces petits organes, ait une artère qui lui soit spéciale, qui ne communique pas avec les branches de sa voisine, rien de plus naturel, surtout si nous nous reportons à leur formation première. Ce qui forme le centre même de ces lobes, l'axe autour duquel le parenchyme semble venir se condenser, c'est précisément un simple paquet vasculaire qu'entoureront bientôt des cellules mésodermiques, adaptées à la fonction spéciale qui leur est dévolue.

Tout autre est le développement du système nerveux central. Au début un simple tube représente la moelle, et à l'extrémité antérieure de celui-ci un renflement représente l'encéphale. Une série d'étranglements le sépareront ensuite en trois vésicules : cerveau postérieur, moyen, antérieur, dont les deux premières formeront le bulbe et l'isthme ; la troisième, par des modifications nombreuses, constituera les hémisphères. Tout d'abord, leur surface sera lisse, mais bientôt elle se plissera et nous verrons apparaître l'ébauche des circonvolutions. Quant au système vasculaire,

il se forme sur place par un processus en tout parallèle à celui
que nous venons d'indiquer pour l'organe dont il doit assurer la
nutrition.

En un mot, dans ceux-là, la séparation des lobes est primitive,
dans celui-ci, elle est secondaire. Dans les premiers, le système
artério-veineux forme l'axe de l'organe en évolution, dans le se-
cond, il se développe à la périphérie et pénètre de là dans l'in-
timité du tissu.

Comparons maintenant la disposition des artères dans la rate,
par exemple, et dans le cerveau. Arrivée au niveau du hile, l'artère splénique se divise en un nombre de branches égal à celui
des lobes, soit directement, soit après avoir formé deux ou trois
gros troncs ; à partir de ce moment, chacune de ces branches, que
nous appellerons lobulaire, n'a plus aucune communication avec
sa voisine, que le territoire auquel elle se distribue soit séparé et
libre, ou bien qu'il soit soudé et fasse partie intégrante de l'organe
principal.

Les cérébrales antérieures, moyennes et postérieures, commen-
cent, au contraire, par former un système anastomotique parfait,
du moins au point de vue de la morphologie générale. Cette res-
triction répond à l'objection que l'on pourrait nous faire en citant
des cas où les communicantes faisaient défaut ou étaient très peu
développées. Ce sont là des exceptions dont nous ne pouvons ici
tenir compte.

Si nous examinons d'autre part la disposition des voies de retour dans les organes de cet ordre, nous voyons que le sang, qui a
pénétré dans ces lobes par une seule artère, en revient par une
ou deux veines allant directement s'aboucher à un tronc qui est
comme le débouché commun, par où le sang de tout l'organe revient à la circulation générale ; que ce tronc ou l'un des canaux
afférents soit oblitéré, et le cours du sang sera complètement arrêté dans tout ou partie de l'organe. — Dans le cerveau, le tableau
est tout différent ; il semble que toutes les précautions aient été
prises pour que le sang trouve devant lui, quoiqu'il advienne,
une large voie ouverte. Toutes les veines communiquent non seulement entre elles, mais les débouchés extérieurs ont été multipliés.
La jugulaire interne serait-elle complètement oblitérée qu'il y

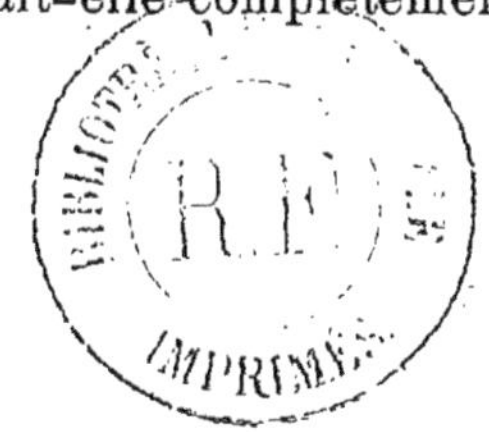

aurait encore le système rachidien, les veines vertébrales, méningées, mastoïdiennes, émissaires, et enfin ophtalmiques qui formeraient un déversoir bien suffisant pour dégager les sinus et éviter une congestion dont les effets seraient des plus dangereux.

En somme dans le cerveau :

1° Nous ne trouvons pas de lobes primitivement distincts ;

2° Il existe au niveau du hile, un premier système anastomotique;

3° Les voies de retour communiquent largement entre elles.

Trois caractères qui le séparent des organes à circulation dite terminale.

Mais ce ne sont là que des considérations théoriques; passons aux faits anatomiques.

Et d'abord un mot de la technique par nous employée : nous avons adopté comme matière à injection la cire à cacheter en suspension dans l'alcool. Elle présente à nos yeux deux qualités presque indispensables dans le cas particulier : elle est très pénétrante et ne diffuse pas à travers les parois vasculaires ; en outre, elle dispense des manipulations longues et délicates, nécessaires quand l'injection se fait à chaud. Ajoutons qu'à l'inverse de la gélatine, elle n'est pas soluble dans l'eau, ce qui permet de conserver les pièces dans l'eau phéniquée ou tout autre solution antiseptique.

Nous ne reprendrons pas ici la description de toutes les artères du cerveau. Duret, dans la première partie de son travail, a traité la question d'une façon très complète et très précise, peut-être même trop précise. Nous voulons dire par là, qu'il assigne aux artères cérébrales un mode de division plus régulier qu'il ne nous a paru être en réalité. Ceci est particulièrement sensible pour la cérébrale antérieure qui, pour lui, fournit d'une façon constante trois branches collatérales. Sur cinq cerveaux que nous avons examinés à cet effet, nous n'avons pas trouvé une seule fois cette disposition régulière; c'est tantôt quatre, six ou même sept collatérales que nous avons vu naître du tronc de la cérébrale antérieure, et nous ne relevions comme telles que des branches assez volumineuses et assez longues pour arriver jusque sur la face externe des hémisphères. Il est cependant une branche qui paraît plus constante que les autres, c'est celle qui est destinée au lobule orbitaire.Sans vouloir tirer une conclusion de ces faits, trop peu nombreux pour nous le permettre, nous tenons à faire remarquer ici combien peu constante est la division de ces artères, puisque sur cinq pièces aucune ne présentait la même disposition.

Ceci dit, passons au sujet principal de cette note, aux anasto moses qui réunissent les artères de la pie-mère.

Toutes les fois que l'on pousse une injection dans une quelconque des artères cérébrales, on injecte non-seulement le territoire de cette artère, mais l'hémisphère tout entier et même souvent les deux hémisphères, et cela avec une grande facilité ; je veux dire sans qu'il soit nécessaire de soumettre la masse à une pression considérable, ou d'agir sur elle pendant un temps assez long. Les communications de territoire à territoire sont larges et nombreuses ; du reste, Cadiat l'avait parfaitement constaté et en a fait un argument très sérieux contre les idées de Duret. Quant à l'injection de l'hémisphère opposé, elle a lieu par la communicante antérieure et surtout par les cérébelleuses, qui, comme le reconnaît Duret lui-même, s'anastomosent largement sur la ligne médiane.

Plaçons maintenant notre canule dans une artère plus petite, une branche de la sylvienne, par exemple. Dès le premier mouvement imprimé au liquide, tout le département est coloré, puis la masse se répand dans les départements voisins et plus tard dans les territoires des cérébrales antérieure et postérieure, par lesquelles elle ne tarde pas à s'échapper, si on n'a eu soin préalablement d'y poser une ligature.

Renversant l'expérience, nous lions une branche, celle de la circonvolution de Broca par exemple, et nous envoyons l'injection par le tronc de la cérébrale moyenne. Tout d'abord, le territoire de Broca reste incolore, mais il ne tarde pas à être pénétré par le liquide injecté, et il ne nous est plus possible de le délimiter.

En somme, quelles que soient les conditions dans lesquelles nous nous plaçons, nous passons toujours d'un territoire vascu laire quelconque dans le voisin ; ce n'est pas seulement entre la sylvienne et la cérébrale antérieure ou postérieure qu'existent des anastomoses, mais bien entre une branche de deuxième ou troisième ordre de l'un de ces troncs et les circonscriptions qui les entourent.

En présence de ces faits, nous nous expliquons difficilement l'assertion de M. Duret, qui nous dit qu'il arrivait à injecter les capillaires, sans dépasser les limites du territoire artériel ; or, nous nous arrêtions toujours avant d'avoir pénétré dans les fines artérioles de la pulpe cérébrale, où nous n'apercevions que quelques traînées noires nous indiquant le passage de notre injection (nous employions la cire noire, qui se délaie mieux que la cire rouge ; en outre, sa couleur tranche sur le fond blanc du cerveau et s'y distingue très bien).

Par quelle voie se font donc ces communications? Il est deux moyens de s'en rendre compte : ou bien suivre attentivement la marche de l'injection, ou mieux étaler sur une lame de verre un lambeau de pie-mère injectée et l'étudier par transparence. Ces deux modes d'examen ont l'avantage de se compléter mutuellement. – On constate ainsi à la périphérie d'un territoire vasculaire l'existence d'artérioles de 1/2 millimètre de diamètre en moyenne passant d'un territoire à l'autre. Ces artérioles sont en nombre variable : pour le territoire de la circonvolution de Broca que nous avons fréquemment choisi pour ces recherches, on en trouve généralement quatre à cinq, quelquefois davantage. Si l'on suit plus attentivement leur trajet, on s'aperçoit qu'elles vont s'amincissant pour reprendre ensuite leur premier calibre, donnant l'aspect de deux vaisseaux qui auraient marché l'un vers l'autre pour se souder à leur point de rencontre. Enfin, de chaque côté on peut constater l'existence d'un fin et riche réseau prêt à suppléer le tronc central, si celui-ci venait à être obstrué et à assurer ainsi le passage du sang de l'un vers l'autre territoire. Cette disposition très curieuse avait du reste été vue par Lucas, ce qui n'a rien pour nous surprendre, puisqu'il avait mis en œuvre une technique presque semblable à la nôtre. Dans sa thèse, il donne deux dessins qui sont en tout point comparables à ceux que nous avons obtenus nous-même, mais ce qui nous surprend, c'est que dans son texte, il n'appelle pas l'attention sur ce point assez digne d'intérêt cependant. C'est probablement aussi là ce dont veut parler Cadiat quand il dit : « La tendance aux anastomoses est même tellement prononcée, que souvent on voit une artère se diviser en un point et se reformer un peu plus loin, en laissant un espace libre plus étroit que les diamètres des conduits » (1).

En résumé, pour nous, le système artériel de la pie-mère est anastomotique et non comme le prétend Duret exceptionnelle-ment, mais d'une façon constante, « ce qui fait perdre dirons-nous avec Lucas, aux territoires artériels une grande partie de leur importance » (2).

Pour ce qui est des artères centrales, nous ne saurions nous prononcer encore. Lucas dit, à la vérité, qu'en injectant les corps striés par le tronc de la sylvienne, il a vu les parties postérieures du lobe occipital se colorer; nous n'avons encore rien observé de semblable. Nous rappelons que nos injections n'étaient pas du reste suffisamment prolongées pour arriver jusque dans les ca-pillaires et nous comptons continuer nos recherches dans ce sens.

Reste à examiner si notre description est ou non en désaccord avec les faits pathologiques. Dans le mémoire sur le ramollisse-ment, communiqué à la Société de Biologie (3), en 1865, par MM. Prévost et Cottard, nous trouvons une série d'observations suivies d'autopsie, qui donneront amplement matière à cette discussion.

La première question que nous devons nous poser est celle de savoir si l'oblitération d'un des troncs artériels de la base amène fatalement le ramollissement de toute la portion du cerveau irri-guée par lui. Les faits nous répondent par la négative. Dans un bon tiers des cas, alors que la cérébrale moyenne, par exemple, est obstruée par un caillot, la plus grande partie de son territoire reste indemne, tandis qu'une portion plus ou moins éloignée du

(1) Cadiat, *loco citato*.
(2) Lucas, thèse de Paris, p. 50.
(3) Etudes physiologiques et pathologiques sur le ramollissement cérébral ; voir *Gazette Médicale de Paris*, 1866.

point où est arrêté le cours du sang est frappé de dégénérescence. Quelques-unes des observations rapportées par Prévost et Cottard sont remarquables à ce point de vue : ainsi, tandis que la sylvienne droite et la cérébrale antérieure du même côté, étaient complètement oblitérées, on n'observait qu'une petite plaque jaune à l'extrémité du sillon de Rolando. Dans d'autres cas où la circulation était interrompue dans le tronc de la sylvienne, c'était l'insula, une portion du lobe sphénoïdal, ou la deuxième frontale qui étaient seuls ramollis. Si les anastomoses étaient aussi réduites que le veut Duret, nous doutons fort que la circulation ait pu ainsi se rétablir dans la plus grande partie du territoire atteint.

Bien mieux, dans un certain nombre de faits, rares il est vrai, la circulation n'a en rien été gênée par un obstacle du même genre ; nous citerons dans cet ordre d'idées, l'observation de M. Wannebroucq, rapportée dans le *Manuel de Pathologie interne* de Dieulafoy (1) : l'artère sylvienne renfermait un caillot fibrineux qui devait fatalement intercepter toute circulation, et néanmoins, le domaine de ce vaisseau ne présentait aucune lésion soit macroscopique, soit microscopique. Quant à la rareté de ces faits, on la comprendra sans peine, si l'on songe que ce sont là de véritables hasards d'autopsies, qu'il faut rechercher avec soin pour les découvrir, les sujets ne présentant pendant leur vie aucun symptôme capable de nous mettre sur la voie.

S'il peut y avoir oblitération d'une artère sans ramollissement, on peut observer des ramollissements, alors que le système circulatoire est encore libre. Prévost et Cottard nous en donnent plusieurs exemples, et, entre autres, celui-ci qui est des plus instructifs. Dans une autopsie, ils trouvèrent les cérébrales antérieure et postérieure droites oblitérées, la sylvienne du même côté *parfaitement libre* et l'hémisphère droit *tout entier* ramolli ; au contraire, la sylvienne gauche obstruée par un caillot n'avait causé que la dégénérescence de l'insula et de la troisième frontale. Il semble donc que la sylvienne droite n'ait pu suffire à assurer la nutrition de son propre territoire.

(1) Dieulafoy, Manuel de pathologie interne, 1887, t. 1, p. 503.

A côté de ces faits, nous citerons les ramollissements ischémiques de la moelle. Personne n'a jamais nié que les artères médullaires aient de riches anastomoses : il existe autour de la moelle un véritable cercle artériel réunissant les spinales postérieures avec la spinale antérieure. Cependant, malgré la facilité extrême des communications, on n'en observe pas moins des ramollissements que l'on ne saurait rapporter à une autre cause qu'à un trouble circulatoire ; et que l'on ne nous dise pas que ce sont là des cas exceptionnels. M. E. Bertin, dans son article « Moelle, » du *Dictionnaire Encyclopédique*, nous montre que les ramollissements médullaires ne sont pas si rares qu'on le croit généralement, et que beaucoup d'entre eux rapportés à des lésions nerveuses préexistantes ou à des inflammations, sont en réalité dûs à des lésions vasculaires ou à des spasmes des petits vaisseaux.

Beaucoup des lésions de ce genre ne sauraient donc reconnaître pour cause une oblitération artérielle, et force est de chercher ailleurs le facteur principal qui intervient dans leur production. Si nous considérons l'état des malades au moment où ils sont atteints de ramollissement, nous voyons qu'ils ont leur système artériel déjà frappé de lésions anatomiques. Ils sont, ou bien avancés en âge, ou bien diathésiques, syphilitiques, arthritiques, ou encore intoxiqués surtout par l'alcool, et dans tous ces cas, les parois de leurs artères ont subi la dégénérescence athéromateuse. Il semble que les auteurs ne donnent pas à ce fait toute l'importance qu'il mérite. Non seulement les vaisseaux de gros calibre, mais même les petites artères, sont couvertes de plaques calcaires, quand elles ne sont pas converties en véritable canaux rigides, ce qui leur fait perdre leurs deux propriétés essentielles : l'élasticité et la contractilité. L'action de ce cœur périphérique, comme l'a si justement appelé Lancereaux, fait dès lors complètement défaut, d'où affaiblissement de la tension sanguine, qui amènera au niveau des éléments anatomiques une diminution des échanges nutritifs et consécutivement de leur résistance vitale. Qu'une cause quelconque intervienne pour arrêter, ne serait-ce qu'un instant, le faible courant qui les arrosait encore, toute vie cessera, la cellule sera irrémédiablement perdue.

Ce fait nouveau, dont l'intervention provoquera des désordres

si graves, sera leplus souvent l'oblitération d'une artère importante par un caillot formé sur place, un thrombus ou par une
embolie.

Dans le premier cas, au niveau d'une plaque d'athérome, une
première couche de fibrine se dépose, suivie bientôt d'une deuxième et ainsi de suite, jusqu'à oblitération complète du vaisseau.
La circulation n'est donc pas suspendue brusquement, et il semble
que cette diminution progressive du calibre de l'artère, doive être
favorable à l'établissement d'un courant collatéral. Aussi, M. Duret
n'a pas manqué de trouver là un argument de plus en faveur de
sa théorie ; si donc pour lui les anastomoses ne peuvent suppléer
les voies principales fermées, c'est bien qu'elles n'existent pas ou
tout au moins qu'elles sont notoirement insuffisantes. Mais nous
ferons remarquer encore une fois, que ces artérioles communi-
quantes sont elles mêmes malades et que leurs tissus ne sauraient
se laisser distendre que très imparfaitement. Ce qui vient bien à
l'appui de ce que nous avançons ici, ce sont les faits si nombreux
de ramollissement localisé. Dans ces cas, toutes les collatérales ne
sont pas atteintes à un égal degré, quelques unes seulement plus
malades que les autres ne peuvent suffire, et la portion de territoire
qui leur est confiée succombe faute d'aliments. Et dès lors, quelle
différence existe-t-il entre le cerveau et les autres organes ou les
membres ? A côté de lésions cérébrales, n'observons nous pas des
lésions viscérales ou des gangrènes, que l'on est forcé de rapporter aux mêmes causes et néanmoins on n'a jamais refusé aux
vaisseaux du membre inférieur, par exemple, la qualité d'anas-
tomotiques?

Mais cette occlusion, au lieu d'être provoquée par un caillot
formé progressivement sur place, peut reconnaître pour cause
l'arrivée brusque dans l'artère d'un débris de ces stratifications
fibrineuses, déposées en un point quelconque de l'arbre circulatoire sur une plaque d'athérome ou une valvule malade. Dans ce
cas, la tension sera augmentée au-dessus de l'embolus, comme
nous l'ont montré Prévost et Cottard, et gênera par conséquent
le passage du sang dans les anastomoses. Joignons à cela la brus-
querie du phénomène, et nous ne nous étonnerons pas si les lésions
sont aussi étendues que dans le cas précédent. En outre, un autre

facteur important entre ici en jeu, à notre avis du moins : c'est
la fragilité propre du tissu nerveux. Que l'artère nourricière d'un
membre soit oblitérée, le danger ne sera pas absolument immé-
diat ; le retour du sang par la voie collatérale peut mettre un certain temps à s'effectuer sans qu'il en résulte des troubles trop graves ; la pratique chirurgicale nous en donne des exemples jour-
naliers, dans l'hémostase provisoire par la ligature élastique.
Mais quand il s'agit du tissu nerveux, il n'en est plus de même :
chez les vertébrés supérieurs et chez l'homme, la cellule nerveuse
atteint un état de perfectionnement qui lui enlève une partie de
sa résistance ; si les aliments lui manquent un moment, elle n'est
plus capable de reprendre ses fonctions, elle subit une dégénérescence qui est l'équivalent d'une destruction complète.

Thrombose et embolie, tels sont les deux processus qui sont le
plus fréquemment la cause occasionnelle du ramollissement cérébral ; mais les cas ne sont pas rares où ils ne sauraient être
invoqués.

Prévost et Cottard citent un certain nombre d'observations où
malgré les recherches les plus minutieuses, il n'a pas été possible
de retrouver une oblitération artérielle, seulement alors on cons-
tatait une dégénérescence athéromateuse très marquée. Ces auteurs en donnent l'interprétation suivante. Pour eux, « le ramollissement a pu dépendre de troubles circulatoires produits par
une dégénérescence athéromateuse avancée ; les vieillards, chez
lesquels on trouve cette altération, présentaient, en effet, pendant
leur vie, des vertiges, des étourdissements, signes évidents d'is-
chémie encéphalique, et, au bout d'un certain temps, avaient eu
plusieurs attaques d'hémiplégie, annonçant un ramollissement
qu'il nous paraît difficile d'attribuer à une autre cause que l'is-
chémie cérébrale qui s'était déjà manifestée à nos yeux (1). »

Nous voyons donc que les dégénérescences de l'écorce cérébrale tiennent bien plutôt aux lésions du système artériel qui
l'arrose qu'à une disposition particulière de ce système.

En résumé, et pour conclure, nous dirons que la circulation

(1) Prévost et Cottard, *Mémoire cité*, p. 338.

artérielle de la pie-mère n'offre pas les caractères spéciaux qu'on lui a attribués et qu'on lui assigne encore dans nombre d'ouvrages classiques.

Les artères cérébrales, au moins les corticales, appartiennent non au type terminal, mais au type anastomotique.

La pathogénie générale des ramollissements *superficiels* du cerveau ne saurait différer de celle des lésions analogues qui frappent les membres ou les autres viscères de même type vasculaire.

Toulouse.— Imprimerie F. TARDIEU, rue des Gestes, 6. — 4446.

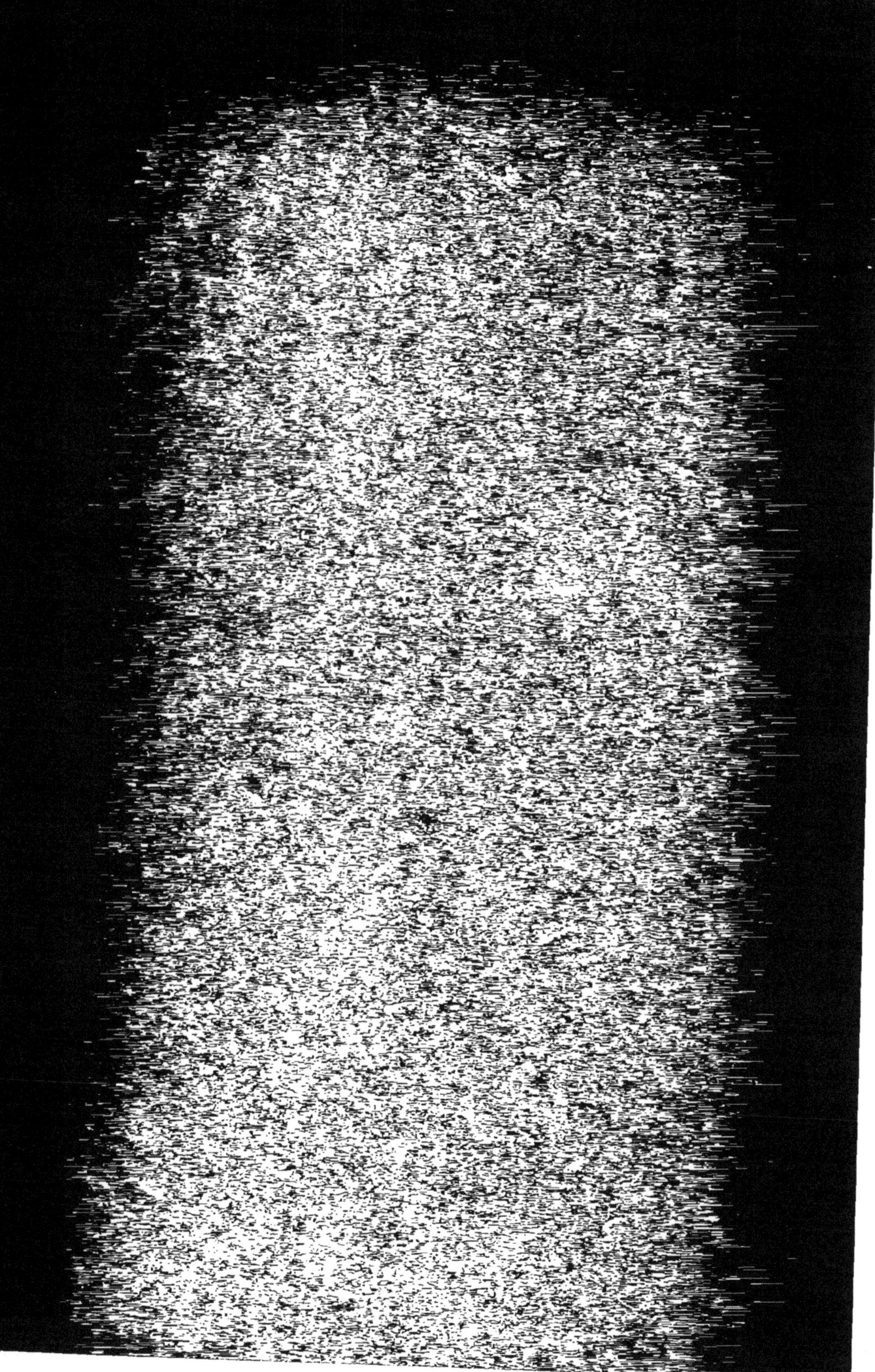

L'ÉCHO MÉDICAL

JOURNAL HEBDOMADAIRE PARAISSANT LE SAMEDI MATIN

Rédacteur en chef : **D' CHABBERT**

France, un An............ **7** fr. | Étranger, un An.......... **10** fr.

PUBLICATIONS DE *L'ÉCHO MÉDICAL*

De l'Hémiplégie syphilitique, par M. le professeur PITRES, leçons recueillies et résumées par M. E. BITOT, interne des hôpitaux. Brochure grand in-8°, prix................. 1 fr.

Étude médico-psychologique sur Shakespeare et ses œuvres , sur Hamlet en particulier, brochure in-8°, par M. le docteur BIAUTE, médecin en chef de l'asile d'aliénés de Nantes, prix .... 1 fr.

Étiologie de la Myopie, par M. le docteur Georges MARTIN, oculiste à Bordeaux, membre du Conseil central d'hygiène de la Gironde, ancien chef de clinique du docteur de WECKER, brochure in-8°, prix................................. 1 fr.

La Tunique vaginale préexiste-t-elle au testicule dans le scrotum ? par M. J. ROY, interne des hôpitaux de Toulouse, élève du service de santé militaire, brochure in-8°, prix... 1 fr.